I0059897

T3
F18

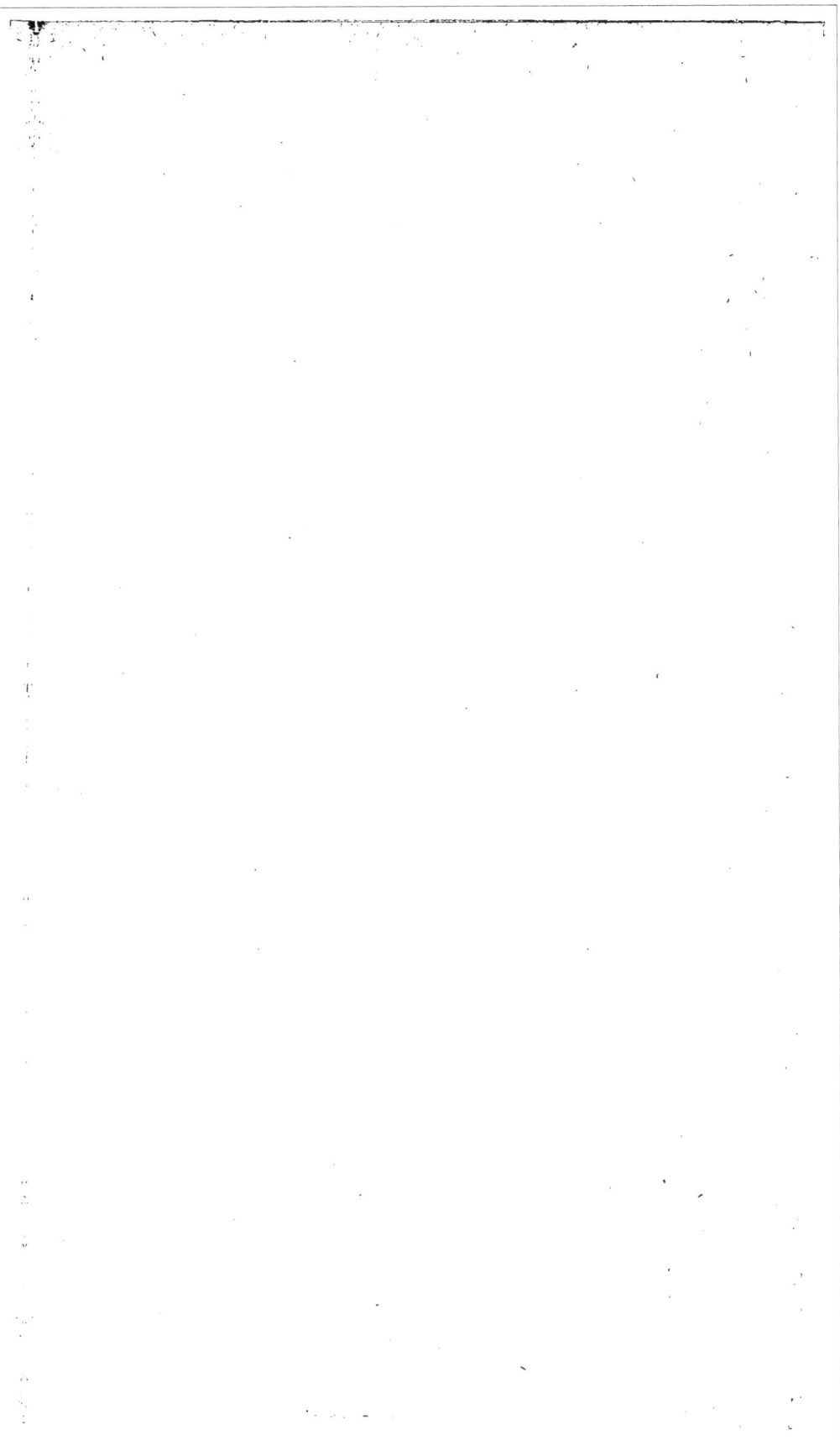

$T^3/_{18}$.

Podalyre

à

Crotone,

TRADUIT D'UN MANUSCRIT GREC.

Par J.-M. Audibert-Caille.

Non lo connobe il..... mentre
l'ebbe....

IL PETRARCA.

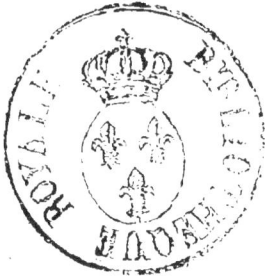

A MONTPELLIER,

De l'Imprimerie de X. JULLIEN, Successeur de TOURNEL,
place LOUIS XVI, n.º 57.

1823.

Podalyre à Crotone.

L'île de Cos, la patrie d'Hippocrate, était toujours l'objet d'un pieux souvenir ; mais le génie
de la Médecine n'avait pu se fixer sur les confins
d'un empire barbare : après avoir traversé les
nations et les siècles, ce génie se fixa à Crotone. Cette ville antique et fameuse, placée
aux limites orientales de la grande Grèce, devait
recevoir plus d'une influence de la part de l'hé-
roïque Rome. Cette double inspiration du génie
et des mœurs, lui assurait des droits nouveaux
au respect des nations heureuses et savantes.

L'Ecole de Crotone avait mis sur les murs
de son temple, au-dessus d'une aréole immor-
telle, qui couronnait le buste du vieillard divin,
cette inscription de la gratitude, et d'un bien
noble orgueil : *coüs olim nunc Crotoniatis Hip-
pocrates.* Cette inscription rappelait aux voya-
geurs qui visitaient Crotone, et le respect qu'ils
devaient au Génie, et celui qu'ils devaient à tant
de titres, aux héros de l'ancienne Grèce. Joi-
gnant ainsi des souvenirs sublimes à des sentimens généreux, Crotone devenait la rivale de
Rhodes et l'émule de Gnide.

Descendant du Médecin célèbre qui soulagea

les Grecs au siége de Troie, Podalyre avait déjà servi sa patrie, dans la ligue des villes Grecques, contre la coalition de quelques Rois barbares; lorsqu'il fixa son séjour à Crotone.

Athènes, séjour des lettres et de la méditation, influencée par les Rhéteurs, appliquant une philosophie trop ambitieuse à la science d'Hygia ; ou peut-être, considérant cette science particulière sous le prisme exagérateur du naturaliste Aristote, Athènes, s'éloignait des dogmes consacrés par le temps, et confirmés par l'expérience. Elle paraissait séduire une génération studieuse et pensante, par les promesses d'un succès assuré, que semblaient accréditer une exactitude apparente, et quelques résultats prévus. Une chose, pouvait aux yeux de Podalyre justifier les prétentions d'Athènes, c'était le soin qu'elle mettait à rappeler sans cesse à la génération actuelle, *le nosce te ipsum*, du temple de Delphes. Le Médecin qui nourrit et qui propage le sentiment de sa dignité constitutive, est une digue placée dans l'avenir, contre le torrent de l'ignorance et de la barbarie.

Podalyre admirait, sans doute, ces vertueux efforts; mais les progrès des mœurs ne déguisaient point à ses yeux la rétrogression possible de la science : et soit par la crainte d'une dangereuse innovation, soit dans l'espoir d'éclairer des routes incertaines, il forma le projet de réfléchir au loin, la lumière pure et vive , dont Crotone semblait être le foyer.

Des faits inscrits sur les colonnes des temples , des sentences consignées sur la cire, ou gravées sur le marbre fidéle, des traditions orales transmises, par des observateurs attentifs, étaient recueillis par Podalyre, et propagés sans altérations. Si quelquefois, il corrigeait un texte inexact, ou substituait un atticisme plus pur, à certains dialectes imparfaits, c'était moins avec l'intention d'al térer la vérité, qu'avec celle de fixer l'attention , sans blesser le goût.

Tout souriait aux vœux de Podalyre : les académiciens d'Athènes qu'il paraissait assujétir à une critique sévère, applaudissaient eux-mêmes à ses efforts. Tant il est vrai, suivant la pensée de Leucippe , que l'âme entière s'aggrandit dans les lieux, où règnent, de concert, la science et les lois !

Podalyre encouragé par des succès , écrivit en ces termes à l'académie de Crotone : » Maîtres savans, vous qui éclairez la Grèce par vos pensées, ou qui savez guérir comme le savait Hippocrate , soutenez les efforts de Podalyre , et favorisez ses desseins : Il veut être utile aux Grecs, en leur faisant connaître vos écrits ou vos succès : consultez votre gloire et la médecine ; et décidez si Podalyre doit vous admirer en vain. »

Tous les Médecins Grecs qui faisaient partie de l'académie de Crotone, lurent avec intérêt la lettre de Podalyre ; et déjà ils avaient recueilli plusieurs sentences, ou un grand nombre de traditions, pour les faire transmettre aux Hippocratistes Grecs : mais tous les membres de l'académie n'étaient pas Grecs. Quelques-uns d'origine Persanne, avaient été transportés en Grèce par migration ; d'autres avaient suivi les armées des barbares ; et n'avaient acquis qu'une civilisation factice qui laissait subsister le naturel climatérique et moral. Ainsi, tous n'étaient pas également disposés en faveur du médecin Podalyre. Cependant deux Grecs naturalisés prirent le plus grand intérêt à ses succès : l'un d'origine cymbrique, quoique jeune encore, avait cette âme noble et fière, ce caractère fortement prononcé des premiers Scythes qui envahirent la Germanie ; l'autre, Grec par ses ancêtres et par ses affections, était né dans la nouvelle Phocée au centre de la Gaule méridionale ; il nourrissait dans une âme pure, et dans un cœur aimant toutes les belles qualités des Grecs originaires.

Pendant que tout concourait à seconder les vœux de Podalyre, la fortune jalouse, lui préparaît des revers, et se joignait pour lui nuire à la hideuse imposture, ou à la noire calomnie.

Un Grec qui descendait, tout à la fois, par ses deux auteurs, de la famille de Sinon et de celle de Thérsite, avait reçu le jour, près des rochers du Taurus; et après avoir fait sa première éducation, sous un prêtre d'Apollon, il avait cultivé le genre érotique, et connaissait bien les vers élégans de l'exilé de Thomis. Podalyre connaissait aussi les poésies d'Anacréon; et s'attachait par un fatal instinct, aux Grecs qui feignaient les beaux sentimens de Tyrthée. Il se lia avec le descendant de Thersite.

Celui-ci, qui inspirait quelques soupçons aux Magistrats de Crotone, et qui voulait se rendre propices les mêmes Magistrats, dont il invoquerait un jour la clémence, écrivit en ces termes au Thesmothête suprême, chargé de l'exécution des lois; « un Grec, impie, et ennemi des lois, Podalyre de Crotone, nourrit le projet insensé de renverser le culte de nos Dieux; il veut faire revivre les lois de Solon : il pense, il dit, il ose écrire que Jupiter, Hercule et Bacchus ne sont que Mithra, Winsnou ou Isis, qui, à leur tour ne sont que le soleil et la nature. Il considère les prêtres de Jupiter, de Bacchus et d'Hercule comme des imposteurs, qui, nourrissant dans l'esprit des Grecs des idées de servitude, doivent être sacrifiés aux mânes des princes héroïques. Podalyre est d'une audace coupable : il veut remplacer notre Sénat et nos Archontes par les descendans 'de Polyorcète. »

Cette lettre adressée au premier polyanome, et ensuite à son délégué, fut regardée d'abord comme une absurdité. Mais le Thesmothête y attacha de l'importance ; et le Syco-Podalyre éprouva pendant la dernière décade de Thargélion, toutes les humiliations qu'une loi de Solon ne réservait qu'aux Grecs accusés par des Grecs non infâmes. Ces humiliations se terminèrent à la démétriade de Thargelion.

Pendant que Podalyre, sans émotion, (car il était sans crime,) ne considérait ses persécutions que comme une vicissitude, d'où son innocence devait ressortir avec éclat ; les académiciens de Crotone, lui montrèrent de l'inimitié ou de l'indifférence.

Ceux qui mettaient toute la religion de Jupiter Olympien dans les pompeuses fêtes établies en l'honneur de Bacchus ou d'Hercule, devaient haïr celui qu'ils supposaient vouloir propager le culte moral d'un seul vrai Dieu, père et protecteur de tous les Grecs : ainsi les prêtres de Bacchus et d'Hercule, devaient alimenter cette haine contre un grec philosophe, qui était accusé de vouloir abréger leur règne, en démontrant leur imposture ou leurs méprises.

Ceux qui n'avaient d'autre talent que celui de l'intrigue, et d'autres droits à la renommée que les écrits d'autrui répandus sous leur nom, devaient détester Podalyre, qui pouvait avec plus d'un motif les accuser de parler d'Hippocrate sans l'entendre, et de citer les oracles de Cos, sans les avoir lus.

Ceux qui étaient d'origine Persanne, ou qui avaient suivi les rois barbares dans leurs expéditions contre la grèce, devaient haïr un Grec légitime, qui, fier de sa famille et de son ancienneté, ne parlait qu'avec enthousiasme du grand Agamemnon, et des vaillans héros qui l'avaient suivi dans son expédition contre le faible Priam, la turbulente Hélène et l'impudique Paris.

Il est vrai que Podalyre inspirait de l'estime à plusieurs Grecs d'un beau caractère : Théosophe, dont le nom seul rappelle qu'il était de la religion de Jupiter ; Philophages dont le vaste savoir embrassait l'art depuis sa naissance jusques aux beaux jours de Crotone ; Asclépias dont les traits et la gravité rappelaient la figure et la noble démarche du vieillard divin, souriaient en secret aux succès futurs de Podalyre ; parce qu'ils applaudissaient, depuis neuf olympiades, à la gloire de Crotone et d'Athènes.

Cependant Podalyre avait, pour ennemis cachés, quelques jeunes sophistes, dont son activité

accusait l'indolence. Les uns avaient pris des
vœux ardens, exprimés avec énergie, pour
des reproches d'inaptitude ; les autres vivement
blessés dans des comparaisons, avaient sacrifié la
science à l'orgueil : presque tous, étrangers aux
manières libres et franches des Athéniens, étaient
d'autant moins disposés en faveur de Podalyre,
que ce Grec avait contracté à Athènes des habi-
tudes qui choquaient les sophistes de Crotone ;
savans et jeunes ils ne connaissaient pas Athènes!

Il est encore vrai, que ne confondant pas le
Grec avec l'Hippocratiste, et l'accusé avec le coupable, quelques amis de Cos soutenaient les
efforts vaccillans de Podalyre découragé : un
Nestor couronné 20 fois dans les jeux olympi-
ques ; le Germain naturalisé, orné du plus beau
caractère; le Phocéen animé d'un noble patrio-
tisme, et sollicité par un grand dévouement,
ranimaient la vigueur presque éteinte, et soutenaient le courage du médecin Podalyre. Mais
que peuvent contre l'animadversion de plusieurs,
l'appui et l'affection de quelques hommes pré-
pondérans, lorsqu'on a droit à l'estime et à la
protection de tous ?

Le cœur de Podalyre, était aigri par l'aban-
don, son imagination était exaltée par l'injustice,
son âme entière éprouvait une sorte de dépit :
il est douloureux sans doute de ne point estimer

ceux qu'on voudrait chérir ; parce que l'égoïsme
et l'oubli des devoirs, donnent à l'égoïste un caractère repoussant et hideux ; car , fut-il démontré
que Podalyre instruit, eût plus de prétentions
que de mérite , il l'est également, que fermant
les yeux sur l'accusation et distinguant le médecin
du politique, tous ses collègues devaient, par esprit
de corps, prendre part à sa peine , et l'adoucir
par des témoignages consolateurs. Mais telle ne fut
point la morale des médecins de la seconde Cos.

Eh ! quel espoir, pouvait nourrir Podalyre
à Crotone ? Déjà un Hellénien versé dans la
connaissance de tous les dialectes, avait été
abreuvé d'amertumes , par d'indignes collabo-
rateurs. Déjà un disciple du naturaliste Aristote,
avait cherché une nouvelle patrie , et quitté, en
s'indignant, Crotone qu'il avait ennoblie. Déjà
des médecins Grecs , bien connus par leur vrai
savoir, et leur noble caractère , avaient subi
l'épreuve des impostures , et d'une accusation.

Podalyre éclairé par des faits antérieurs , dut
tourner vers Athènes un regard d'espérance , et
chercher un azile , dans des lieux moins soumis
à de serviles influences. Il écrivit en ces termes
aux médecins d'Athènes :

« Podalyre , médecin hippocratiste , aux Académiciens d'Athènes, salut : l'École de Crotone,
prétend rappeler aux disciples d'Hippocrate »

les grandes vues et les hauts sentimens de l'homme de Cos ; mais elle a exagéré son mérite, car elle feint des sentimens qu'elle n'a pas. Elle a adopté les maximes suivantes : l'homme sans artifices n'inspire aucune amitié. Celui qui explique les oracles de Delphes est impie. La fortune est la preuve du savoir. Celui qui fait taire l'opinion, pour écouter la nature, est un sot. La Grèce est dans des illusions et des prestiges, et non dans de grands faits et des institutions. L'homme se doit tout à lui-même, il ne doit rien à ses égaux infortunés. Il faut fuir le faible, dans l'intérêt du fort. La morale des corporations est une chimère, parce qu'un confrère accusé est coupable. Aggraver une prévention du poids de l'indifférence, est un acte de sagesse. Éviter l'homme accusé, est un acte de prudence. Fuir celui qui est sans pouvoir, est un acte de précaution.

« Vous n'adoptez point ces inhumaines maximes, vous, Médecins Athéniens, qui savez à quelle époque on décerna une apothéose ; vous qui savez quelle protection on doit accorder au talent malheureux ; vous qui avez lu dans les oracles de Cos, que l'homme franc est digne de respect, et que l'homme qui console est l'égal des Dieux : vous ne partagez pas cette morale, vous Médecins d'Athènes, qui avez trouvé dans le code de

la nature qu'on peut adorer l'éternel, sans croire
aux oracles de Delphes ; vous, Athéniens, qui sans
morgue et sans faste, sans égoïsme et sans mépris,
vous trouvez atteints par les coups qui frappent
vos collègues, et blessés dans les plaies qui les
font souffrir.

» Académiciens d'Athènes , je me réclame de
votre urbanité; je demande votre bienveillance ,
pour celui qui apprit en vous critiquant , à
pratiquer l'art que vous cultivez, et à raisonner
dans la science *que votre cœur honore* ».

Plusieurs jours se passèrent entre l'espoir qui
embellit l'avenir, et la crainte qni l'attriste. Podalyre reçut , enfin , la lettre suivante:

« Les académiciens du portique d'Athènes, à
Podalyre de Crotone, salut : le mal moral t'ef-
fraye, et ton courage a chancellé; rappelle cette
haute fierté que le malheur ne doit point abattre,
et que les épreuves doivent augmenter.

« L'école de Crotone, t'aurait soutenu parce que
tu caressais son amour-propre; aujourd'hui, elle
te voit avec indifférence , elle t'abandonne
sans remords, elle te laisse partir sans regrets.
Viens parmi nous : tu seras estimé dans les
contro-verses et respecté dans les contradictions.
Choisis, examine, juge et décide ; nous saurons
apprécier tes efforts. Heureux dans tes disputes,
ou succombant sous nos objections , tu auras

toujours à nos yeux le mérite d'aimer pour
elle-même, la science de Cos. Viens sans crainte.
Ce n'est point au prix de notre estime, que nous
voulons conserver le droit d'instruire et celui d'é-
clairer. Nous n'avons point cru fixer parmi nous le
génie du fils des Asclépiades, en honorant d'une
inscription le temple où il est couronné; mais l'âme
grecque d'Hippocrate vit dans nos cœurs athéniens: son esprit nous éclaire et ses maximes
réglent nos actions. Viens, et tu compareras
Athènes à Crotone, des sentimens immuables
à des affections versatiles et momentanées ».

Podalyre lut cette lettre avec attention; il
la relut avec attendrissement! il l'enferma dans
une cassette à côté des œuvres de Socrate : et
après avoir salué une tour antique qui tombe
en ruines, pris congé de quelques amis, acquis
des manuscrits importans, et fait graver plusieurs
noms sur le bronze, il s'éloigna de Crotone.

Parvenu sur un tertre qui domine le coteau
des regrets, il jeta les yeux sur Crotone et dit
avec un douloureux accent : « adieu, ville savante,
et sans urbanité, les athéniens oublieront un jour
que tu existes, et les Grecs ne seront plus énor-
gueillis de leur colonie : tu dois t'ensevelir dans
la nuit du passé, et ne pas vivre même dans
les souvenirs que tu n'honores plus....... Adieu
ville antique et fameuse, les mânes de tes grands

hommes, doivent chercher un nouvel azile, parce
que l'éclat de tes sciences est terni par ton
égoïsme et par tes mœurs..... Adieu pour toujours orgueilleuse, et fière cité, le Grec Podalyre
apprécie ton savoir, et déplore ta morale: Tu n'es
plus éclairée par la philosophie ; mais la généreuse
Athènes qui marche avec le siècle, doit un jour
te voir avec dédain, dans l'ignorance et dans
l'obscurité..... O Crotone, Crotone, les enfans
de la Grèce apprennent à Athènes , à honorer
leur patrie, par des affections nobles, et de
grands sentimens !....

Quelques siècles après, le génie de Cos,
abandonna Crotone et vint se fixer près d'une
vallée sauvage, qui est entourée des montagnes
qui appartiennent à la Gaule Narbonnaise.

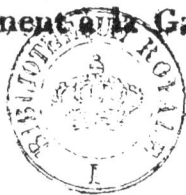

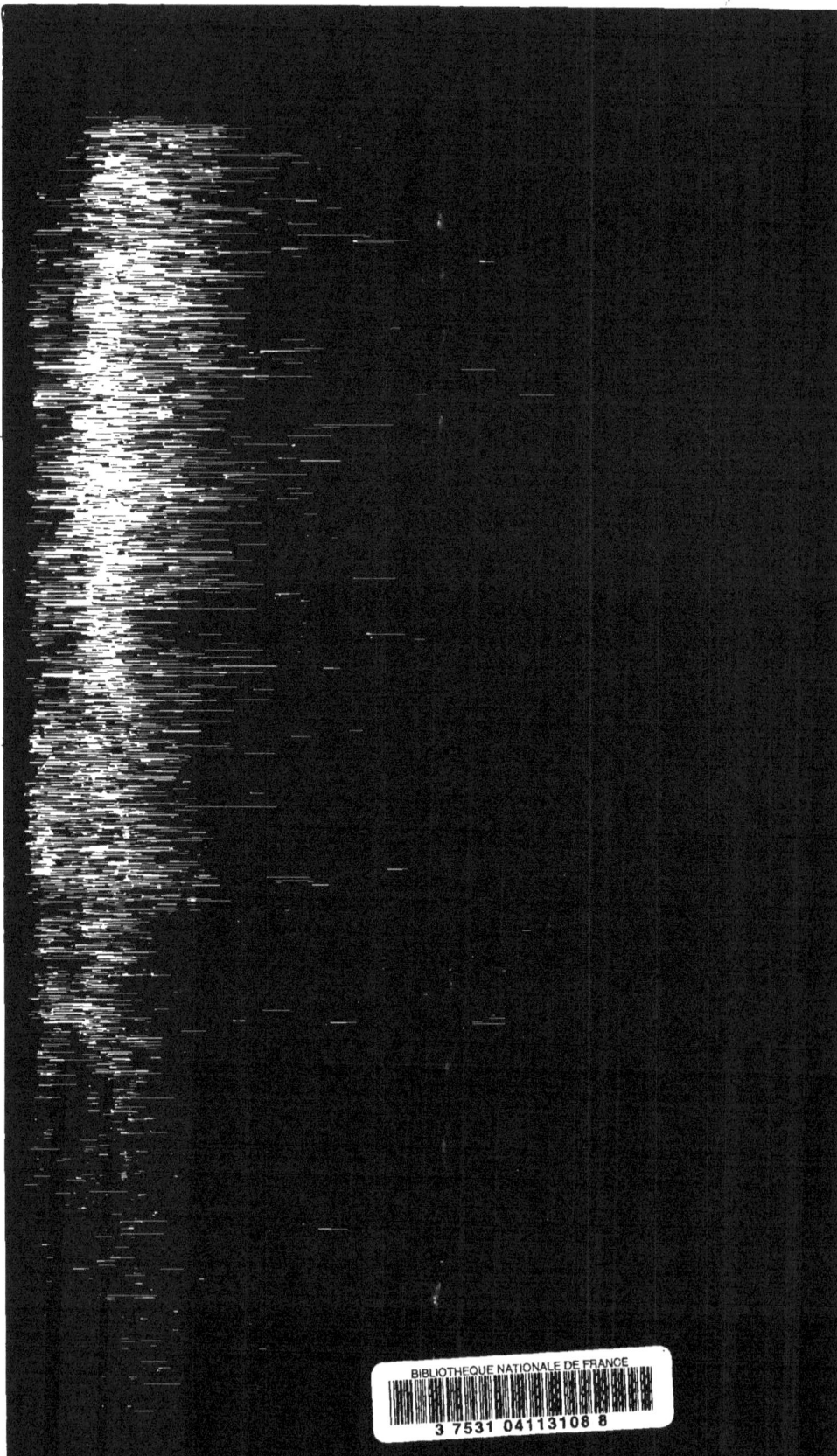

www.ingramcontent.com/pod-product-compliance
Lightning Source LLC
Chambersburg PA
CBHW070158200326
41520CB00018B/5447